AF403266

Cet ouvrage se trouve chez les principaux Libraires du département, et chez
l'Auteur, maison Astier, rue de la Fontaine,
vis-à-vis le Luxembourg, N.º 104.

*Deux exemplaires ont été déposés à la
Bibliothèque impériale.*

MÉMOIRE

SUR LES BAINS

DE LA MALOU;

Par M.ᵣ A. L. H. SAISSET,

Docteur en Médecine de l'École de Montpellier,
Chirurgien de la Charité de la même Ville,
Membre titulaire de la Société de Médecine-
pratique, et ex-Chirurgien du Grand-Hôtel-
Dieu-St.-Éloy.

Fies nobilium tu quoque fontium.....
....   Hor.

Prix : 1 fr. 50 cent.

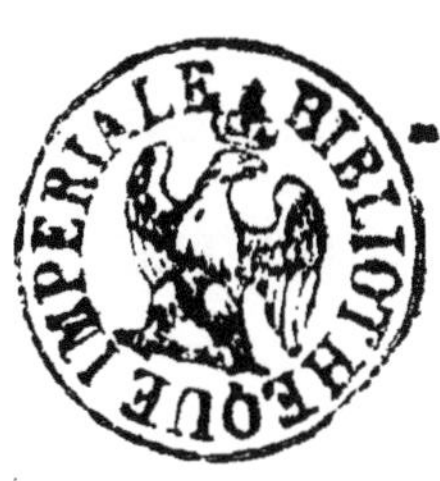

A MONTPELLIER,

DE L'IMPRIMERIE DE FONTENAY-PICOT,

PLACE DES CAPUCINS.

A.

L'HOMME. VERSÉ. DANS. LA. PHILOSOPHIE.

DES. SCIENCES.

A.

L'AMI. ET. AU. PROTECTEUR. DES. SAVANS.

AU.

MAGISTRAT. ÉCLAIRÉ.

AU.

ZÉLÉ. PHILANTHROPE.

P. B. J. NOGARET.

PRÉFET. DU. DÉPARTEMENT. DE. L'HÉRAULT.

COMMANDANT. DE. LA. LÉGION. D'HONNEUR.

PRÉSIDENT. DE. LA. SOCIÉTÉ. DES. SCIENCES.

ET. BELLES-LETTRES. DE. MONTPELLIER.

MEMBRE. DE. PLUSIEURS. SOCIÉTÉS. SAVANTES. etc.

Par son très-humble Serviteur

H. SAISSET, DOCT. EN MÉD. etc. etc.

AVERTISSEMENT.

L'intérêt de l'humanité, mon instruction particulière, un engagement volontaire contracté envers une École célèbre, le jour de mon doctorat, le désir de correspondre aux vues philanthropiques du Magistrat de ce Département, étaient des motifs assez puissans pour me faire entreprendre un travail dirigé vers un but utile, dont je regrette de ne pouvoir offrir encore que l'esquisse.

Je m'étais proposé de donner une plus grande étendue à mon ouvrage : j'ose dire que le plan en était vaste et intéressant; il embrassait la topographie du canton de Saint-Gervais et de ses environs : je me proposais de donner des détails curieux sur le climat, les mœurs, le caractère de ses habitans, et sur les maladies régnantes : j'aurais parlé des mines et des sources d'eaux minérales qui sont si communes dans ces contrées : j'en aurais donné l'analyse, et fait connaître leurs applications dans les diverses maladies qui nous affligent, etc. Cet ouvrage de longue haleine était déjà commencé, lorsqu'une cruelle maladie, choisissant une victime dans le sein de ma famille, frappa du coup mortel une fille chérie, premier fruit de l'amour conjugal. La perte de ce gage précieux de l'union la plus tendre, plongea mes facultés morales et physiques dans un état affreux d'anéantissement. Une douleur si profonde et si vive, en me forçant à suspendre mon travail, ne m'a pas permis de remplir, dans un court espace de temps, le vaste plan que je m'étais tracé.

Je prie le public de recevoir avec indulgence cet essai, qui ne m'a pas paru dénué d'intérêt. S'il daigne l'accueillir favorablement, je m'efforcerai de répondre à sa bienveillance, par un travail plus étendu.

Dans un discours préliminaire, je développerai quelques notions sur les eaux minérales en général; je dirai quelques mots de l'origine et de l'usage des bains, soit publics, soit thermaux, de leurs vertus médicamenteuses, et de leurs contr'indications.

Le fond de l'ouvrage présentera la division suivante:

Dans la première partie, je ferai connaître la découverte des eaux de la Malou, et l'origine de ces bains. Dans la seconde, je donnerai les résultats de l'analyse de ces eaux. Dans la troisième, j'annoncerai leurs propriétés médicamenteuses. J'y parlerai de la préparation aux bains, et du régime qu'on doit suivre avant, pendant et après leur usage. Je donnerai dans la quatrième, des observations cliniques qui établiront les principes que j'aurai avancé ; et je terminerai par des réflexions sur les améliorations qui peuvent être faites aux bains de la Malou.

DISCOURS PRÉLIMINAIRE.

On est depuis long-temps convenu d'appeler *eaux minérales*, toutes celles qui contiennent des substances étrangères, terrestres, salines, sulfureuses, métalliques, gaseuses, etc.

Tous les Médecins sont d'accord qu'elles offrent un des moyens les plus importans, pour la cure prophylactique et thérapeutique des maladies.

On a lieu de s'étonner, lorsqu'on pense que, vers le dix-septième siècle seulement, on a commencé d'étendre le peu de connaissances que nous tenions des anciens sur les eaux minérales.

On sait que *Boile* s'en occupa utilement en 1663; que *Duclos* fut chargé, par l'Académie des sciences, de leur analyse ; que *Boulduc* travailla sur le même sujet, et qu'il y découvrit le natrum ; que *Leroi*, professeur de l'école de Montpellier, y trouva le sel marin calcaire ; *Marggraff*, le sel marin à base de magnésie ; *Priestley*, le gaz crayeux ; *Monnet* et *Bergmann*, le gaz hépatique de *Fourcroy* ; une foule d'autres auteurs que je pourrais citer, s'en sont occupés avec un égal succès; mais ils ont tous laissé beaucoup à désirer, et les travaux des chimistes, dans cette partie, sont encore loin d'être arrivés au point de perfection qu'on peut en attendre.

Cependant nous sommes forcés d'avouer que les révolutions qui viennent de s'opérer en chimie, nous ont mis à même d'avoir sur les eaux minérales, les notions les plus précises et les plus exactes.

C'est ainsi, qu'à l'aide d'une juste et sévère application de la chimie à l'art de guérir, les Médecins du dix-huitième siècle sont parvenus à faire des analyses plus exactes des eaux minérales, et à en mieux connaître les effets dans les maladies.

L'eau a reçu, de tous les temps, les plus grands éloges de la part des philosophes. Les plus célèbres Médecins (1) l'ont regardée comme le remède le plus étendu et le mieux approprié pour la guérison des maladies et leurs diverses périodes.

---

(1) « *Hippocrate* prétend que la seule boisson peut
» modifier et différencier les hommes entre eux; aussi
» ne cesse-t-il de recommander aux jeunes Médecins
» de s'occuper surtout de la nature des eaux dont ils
» doivent faire usage. »

(*Cité par Chaptal.*)

Fr. *Hoffmann* la considérait comme la vraie médecine universelle ; *Plutarque*, comme le plus utile des élémens. *Fizes*, en mourant, dit qu'il laissait deux grands moyens de guérir ; pressé par ses confrères de s'expliquer, il répondit : Ces deux grands moyens sont la diéte et l'eau.

Ce que je viens de dire sur ce liquide, doit à plus forte raison s'entendre des eaux minérales ; elles offrent, comme tout le monde sait, une infinité d'avantages. Personne n'ignore que leur usage date de l'antiquité la plus reculée.

Il est avéré qu'elles sont de la plus grande utilité dans l'art de guérir, et qu'elles peuvent être considérées en général comme le moyen le plus sûr et le plus étendu pour la cure d'un certain nombre de maladies, soit aiguës, soit chroniques.

Combien d'exemples ne pourrait-on pas citer de maladies réputées incurables, qui ont cédé à leur usage ! de malades dévoués à une mort lente, et qu'on regardait comme prochaine, qui ont recouvré leur santé par l'usage bien ordonné des eaux minérales, soit en bain, soit en boisson !

Jetons un coup d'œil sur les affections rhumatismales, goutteuses, hypocondriaques, vaporeuses ; sur les paralysies partielles et générales; sur les maladies articulaires, avec ou sans engorgement des viscères , et généralement sur toutes les maladies des divers systêmes organiques , nous verrons par-tout les heureux effets que produisent sur nos corps ces sources de guérison et de santé. Fixons actuellement nos regards sur les maladies qui affectent spécialement la femme, nous verrons ce sexe enchanteur, livré tour-à-tour aux maladies les plus cruelles, telles que suppression du flux périodique , fleurs blanches, chlorose , stérilité , etc. etc. , et surtout à ces diverses affections nerveuses qui savent prendre des formes de maladies si différentes; nous reconnaîtrons, pour ainsi dire, des miracles dans les changemens que produisent ces eaux sur la constitution physique des femmes.

Par leur usage plus ou moins continu , la femme stérile acquiert la douceur de devenir mère ; celle qui avait été en proie à des maladies de langueur, recouvre la fraîcheur et la gaîté qu'elle avait perdues; enfin celle qui était atteinte du défaut de menstruation , a la satisfaction de voir reparaître ce flux, lorsqu'elle est encore plongée dans ces piscines salutaires.

Il est même prouvé que ces eaux ont la plus grande influence sur le soulagement et la guérison des affections morales; il est prouvé que les voyages qu'on fait en allant les prendre, les divertissemens, les jeux, les plaisirs, la société, qui se rencontrent presque toujours dans ces lieux ; le changement d'air, le régime qu'on suit, la diversion qu'on fait aux maux qui vous affligent, sont autant de circonstances propres à déterminer un changement favorable dans la manière d'être du moral et du physique.

J'ajouterai qu'il n'est peut-être pas de remède plus facile , plus doux ,, plus agréable , qui agisse d'une manière moins inquiétante , qui sollicite plus utilement la nature de choisir l'organe le plus favorable pour l'excrétion des humeurs qu'elle veut expulser par ses divers émonctoires , et dont les malades s'accommodent le mieux.

En parlant des précautions qu'il est nécessaire de prendre avant, pendant et après l'usage des eaux minérales , je ferai connaître les dangers auxquels elles exposeraient si elles étaient administrées mal à propos (1).

______

(1) Elles pourraient être d'un secours très-efficace dans des cas de pathologie comparée ; mais comme

Les eaux minérales, eu égard à leur température, ont été divisées en froides et en chaudes ou thermales ; par rapport aux principes dominans qui les constituent, en acidules, en salines, en hépatiques ou sulfureuses, et en martiales ou ferrugineuses.

Il me paraît que cette classification, qui appartient à *Fourcroy*, peut en général embrasser toute sorte de classification ou de de division d'eaux minérales.

On ne se dissimulera pas cependant qu'il ne fût possible de multiplier et d'étendre cette classification ; mais la science y gagnerait peu : tout le monde sait que le propre des divisions trop multipliées, est d'embarrasser l'esprit, sans l'instruire (1).

L'utilité des bains remonte à la plus haute

---

il n'entre point dans mon plan de faire connaître cette application, il me suffit de l'avoir indiquée, afin que d'autres s'en occupent. Je connais trois observations sur des animaux qui ont été guéris par leur usage, et les preuves recueillies par les auteurs ne sont pas si rares que beaucoup de personnes pourraient le penser.

(1) On peut consulter l'ouvrage de *Duchanoy*, Médecin de Paris, qui, sans contredit, a donné la classification la plus étendue. Son ouvrage est fort rare et très-estimé ; il a pour titre : *Recherches intéressantes sur la manière de préparer les eaux minérales artificielles.*

antiquité. Dans les siècles les plus reculés, on en adopta l'usage (1). Pour se convaincre de cette vérité, il suffit d'examiner les ouvrages des anciens. La plupart en parlent d'une manière plus ou moins étendue. Le premier qui les ait fait valoir en médecine, est cet homme immortel, ce divin vieillard, le flambeau de la médecine, à qui la nature avait accordé un si vaste génie, et qui joignait à la somme des connaissances médicales, celles de la nature entière. Il est probable que ce furent les Grecs qui, les premiers, s'avisèrent d'avoir des bains par-

____

(1) Si nous jetons nos regards sur les temps fabuleux de leur histoire, nous verrons que Circé délassa Ulysse, en lui préparant un bain dans un métal éclatant. L'enchanteresse Médée passait pour se baigner dans la décoction d'hommes vivans. Entre les choses surprenantes qu'elle faisait, et qui lui acquirent la réputation de fameuse magicienne, on disait d'elle qu'elle pouvait rajeunir les vieillards. Le fondement de cette opinion vint de ce qu'elle connaissait des herbes qui teignaient en noir les cheveux blancs ; elle fut aussi la première qui s'avisa de faire des bains chauds, pour rendre les corps plus souples et plus agiles, et pour les guérir de diverses maladies : ce qui fit que le peuple, qui voyait tout cet appareil de chaudières, d'eau et de bois, sans en savoir l'usage, publia qu'elle faisait bouillir les personnes qui se mettaient entre ses mains. Voy. *Leclerc.*

ticuliers, et que les Romains, leurs imita-
teurs, ne manquèrent pas de suivre leur
exemple, et de les surpasser en magni-
ficence. Les Romains, avant de quitter leur
genre de vie austère, allaient se baigner
dans le Tibre (1).

Certains auteurs prétendent que les Orien-
taux ont été les premiers à mettre en usage
les bains publics.

On peut cependant présumer, en lisant
l'Odyssée, que la Grèce connaissait les bains
chauds du temps d'*Homère*, et qu'ils étaient
placés à côté des gymnases ou palestres,
parce qu'en sortant des exercices, on allait
se jeter dans le bain.

Ceux d'eaux thermales furent dans la suite
très-recherchés, parce que la nature les
fournissait au degré de chaleur que désirait
la sensualité; on connut peu de temps après
leur efficacité dans certaines maladies, et
on les fit servir fréquemment dans l'art de
conserver la santé, et de guérir les maux des
hommes.

Le titre de mon ouvrage annonce assez
que je ne veux pas donner un traité complet

---

(1) *Homère* envoya la princesse Nausicaa se baigner
dans un fleuve. Les auteurs de l'Ecriture disent que la
fille de Pharaon alla se baigner dans le Nil.

des

des bains, et que je borne mes recherches à tout ce qui peut avoir rapport à ceux de la Malou ; je n'entrerai donc point dans de plus longs détails sur leur histoire et leur origine : à quoi servirait de dire ici que le luxe peu à peu décora de ses superfluités ce qui n'avait d'abord été qu'un objet de besoin ? qu'à Rome les bains étaient d'une somptuosité extraordinaire , qu'on n'a peut-être jamais remarqué ailleurs ? l'on peut s'en faire une idée par les vestiges de leur grandeur (1) ; que la licence y régna jusqu'à ce qu'*Adrien* fit cesser l'usage indécent de laisser baigner les deux sexes ensemble ? qu'en France les bains publics étaient encore connus vers la fin du quatorzième siècle, et surtout à Paris ? Je pourrais rapporter une foule de faits ; mais comme ils ne serviraient qu'à contenter la curiosité , sans offrir un intérêt réel , je vais m'occuper de leur utilité en général. On sait que les anciens

---

(1) Tels étaient à Rome ceux de *Néron* , de *Dioclétien* , de *Caracalla* , de *Constantin* , d'*Agrippine*, de *Titus* , de *Trajan* , etc. Dans les thermes de *Caracalla* , il y avait mille six cents siéges d'un superbe marbre. L'histoire rapporte que trois mille personnes pouvaient s'y baigner à la fois.

faisaient un très-grand usage des bains ; ils s'en servaient non-seulement pour la propreté et le plaisir (1), mais encore pour la cure prophylactique et thérapeutique des maladies.

Personne n'ignore que les bains produisent des effets différens selon leur degré de température : ainsi , tantôt ils humectent, ramollissent, adoucissent, tempèrent, rafraîchissent , calment et assoupissent ; tantôt ils fortifient, resserrent , résolvent, atténuent ; souvent enfin ils attirent , échauffent , ouvrent, etc. , de manière à procurer des effets diamétralement opposés.

Si je voulais parcourir toutes les indications et contr'indications des bains , quand même je ne les considérerais que sous les trois degrés de température auxquels on les donne ordinairement , c'est-à-dire, en froids, en tièdes et en chauds, je serais entraîné beaucoup plus loin que le point où je dois

---

(1) On voit dans l'histoire que *Poppée*, femme de *Néron* , avait cinquante ânesses qui la suivaient partout , afin d'avoir tous les jours un bain de lait pour entretenir sa fraîcheur et sa santé. Je pense que ce bain pourrait être employé avec fruit dans les fièvres hectiques ou de consomption.

m'arrêter; mais comme les bains de la Malou agissent souvent comme bains tièdes , il m'a paru convenable de m'étendre principalement sur les indications et contr'indications de ces derniers.

Par bain tiède , on doit entendre celui qui n'excède pas la chaleur de la personne qui doit en faire usage , ou mieux encore celui dans lequel on ne sent point sa chaleur naturelle augmenter ni diminuer.

D'après cette définition , on voit combien il serait difficile de déterminer, d'une manière juste et précise , le degré thermométrique qu'on doit attribuer à ce bain , sa tiédeur devant être relative au *modus sentiendi* des malades , ou autres personnes qui veulent en faire usage.

L'inconvénient qui résulterait d'une détermination fixe, serait tel qu'un individu le trouverait chaud, l'autre froid, d'autres enfin au point convenable. Concluons donc avec *Grimaud, Marcard* et *Zimmermann,* et autres Médecins modernes , que l'action ou l'effet du bain se portant entièrement sur la vitalité , et l'homme ne devant juger de son mode d'agir , que par l'action que le bain a sur elle , et par les diverses modifications qu'il peut produire , soit dans les solides, soit dans les fluides , on ne peut rien déterminer *à priori* sur la température de ces bains; et c'est des diverses modifications qu'ils impriment sur la vitalité , qu'on doit juger des cas où ils pourraient être utiles ou nuisibles.

Les bains tièdes conviennent dans beaucoup de maladies aiguës, et dans un grand nombre de chroniques, principalement dans celles qui dépendent d'une tension spasmodique des solides , et d'une grande âcreté et sécheresse dans les fluïdes.

Hippocrate recommande expressément le bain tiède dans les maladies aiguës , et surtout dans les fièvres éruptives : tous les Médecins qui marchent sur les traces de ce grand homme , rappellent son précepte. *Rhazès* et *Avicenne* ont conseillé les bains de vapeurs dans la variole; et les observations modernes prouvent avec quel avantage les bains tièdes peuvent être employés, lorsque l'éruption s'annonce avec difficulté.

Lémery , qui le premier les a prescrits, et avec succès, fut cependant taxé de hardi et de téméraire (1).

---

(1) Mém. de l'Acad.

Cependant *Fischer* disait, au rapport de M. *Fouquet*, que la méthode d'employer les bains dans la petite-vérole est très-usitée en Hongrie, chez les paysans, et dans tous les temps de la maladie. *Bouvard* préconisa, à son tour en France, cette méthode ; et l'illustre *Senac* en tira un parti merveilleux à St.-Cyr.

La Mettrie les a aussi conseillé avec avantage (1). L'on voit dans le journal de *Vandermonde*, l'histoire d'un enfant qu'un bain tiède rappela à la vie, en calmant les spasmes qu'il éprouvait, et en favorisant l'éruption variolique qui ne pouvait se faire. C'est par ce moyen que mon père m'arracha des bras de la mort dans un cas à peu près semblable. A l'âge de huit ans je fus atteint de l'infection variolique, à une époque où elle était épidémique et de très - mauvais caractère dans nos contrées. Des symptômes alarmans, produits par la difficulté de l'éruption, déterminèrent mon père à me faire plonger dans un bain tiède. Les parens, les amis lui témoignèrent leurs craintes sur l'effet du bain ; mais, toujours ferme dans

____

(1) Mém. sur la pet. vér.

ses principes, et ne perdant jamais de vue l'indication qu'il fallait remplir, il persista. Je fus plongé dans le bain ; et, au grand étonnement de tous les assistans, la petite-vérole fit son éruption à vue d'œil ; car avant qu'on me sortît du bain, je fus couvert en entier de boutons varioliques.

Tissot et *Marcard* pensent qu'ils sont propres pour détourner les pustules du visage. *Grimaud* les vante dans la fièvre ardente ; mais personne n'avait osé les employer dans les fièvres carcéraires, et le professeur *Broussonet* père, prouva le premier, d'après les observations qu'il eut occasion de faire sur une fièvre épidémique de mauvais caractère, qui régnait de son temps dans les prisons de Montpellier, que les bains, sous quelque forme qu'ils soient employés, sont d'un grand secours dans la cure des maladies où il y a spasme, de quelque nature que soient ces maladies ; que la voie d'évacuation par les sueurs ou l'insensible transpiration, ne doit pas être négligée dans le traitement des fièvres des prisons. Au surplus, on sait qu'*Hippocrate* avait observé les bons effets des bains chauds dans les convulsions : *Calidum seu therma cutim emollit, attenuat, dolores tollit, rigores,* -

convulsiones, nervorum distensiones mitigat capitis gravitatem solvit (1). Voyez dans les annales de la Société de Médecine-pratique, n.º 6 de la 3.ᵉ année, l'observation d'une fièvre tieroe-pernicieuse-cardialgique, et les réflexions que M. *Lévéque* joint à la fin de son observation, au sujet de l'emploi des bains tièdes dans des cas analogues.

On peut voir encore dans les annales de la Société, n.º 6 de la 4.ᵉ année, plusieurs observations sur l'emploi des bains tièdes dans des cas de fièvres intermittentes, par M. *Giraud*, Médecin à Lyon. *Huxham* les conseille dans toutes les inflammations, pour produire une détente ; *Galien*, comme moyen de solution dans la fièvre éphémère (employés sur le déclin). On sait que les bains tièdes jouent également un beau rôle dans les affections exanthématiques, telles que les dartres, la gale, la syphilis, et dans tous les symptômes qui caractérisent celle-ci, pour préparer surtout la voie au mercure, qui est si utile dans cette affection maladive. Les Médecins les ordonnent communément

____

(1) *Lind*, mémoires sur les fièvres, traduction de *Fouquet*.

dans la néphralgie, l'hischurie, la dysurie, la passion iliaque, la manie, la frénésie ; dans les douleurs vives des divers systêmes organiques, fixées sur quelque point déterminé du corps, telles que céphalalgie, tic douloureux, prurit, douleurs rhumatiques, ostéocopes, tétaniques, etc. Ils sont utiles aux femmes hystériques, aux hypocondriaques. On les emploie également avec succès, lorsque la transpiration se trouve arrêtée, supprimée ou empêchée, et que les humeurs sont accumulées dans les vaisseaux ou le tissu des glandes ; dans les fièvres qui doivent se terminer par un éruption cutanée quelconque, en prenant les précautions nécessaires ; chez les personnes du sexe, dans la suppression du flux menstruel, lorsqu'elle reconnaît pour cause un état spasmodique, ou qu'elle tient à une rigidité ou érétisme des vaisseaux utérins ; dans certains cas d'accouchemens rendus laborieux, soit par le spasme ou la phlogose des parties ; dans les pâles couleurs, ils aident singulièrement l'effet des autres remèdes employés; chez les personnes d'un tempérament nerveux, sec et irritable, tels que les hommes de lettres, les bains tièdes sont de la plus grande utilité, ainsi qu'à certains vieillards qui ont la fibre sèche, roide : le bain ralentit alors et empêche chez eux cette sécheresse et cette rigidité de leur fibre, et retarde le terme fatal de la décrépitude.

Ils sont également indiqués chez ceux qui doivent subir quelque opération majeure, pour prévenir les symptômes nerveux ou inflammatoires qui ne manqueraient pas de se déclarer.

Je ne tarirais point si je voulais indiquer toutes les circonstances et tous les cas où les bains tièdes peuvent être utiles ; il me suffit d'avoir indiqué les principaux pour me hâter de passer aux cas où ils pourraient être nuisibles.

D'après ce que je viens de dire sur les indications des bains tièdes, on a dû s'apercevoir que leur mode d'agir tendait puissamment à solliciter la nature à déployer ses forces d'une manière égale et uniforme sur tous les points de la masse du corps, et que sous ce point de vue les bains étaient éminemment indiqués, lorsqu'il s'agissait de remplir cette indication principale. J'en ai également loué l'efficacité dans beaucoup de maladies chroniques, surtout dans les affections nerveuses qui ne dépendent le plus souvent que d'un état spasmodique fixé plus ou moins profondément, ou bien d'un défaut d'équilibre dans la répartition des forces toniques, comme dit *Grimaud*; or, rien n'est plus propre, pour rompre ces divers états, que le bain tiède. *Galien* disait avec beaucoup de raison « que l'eau tiède dans la- » quelle on plonge tout le corps, produit » le même effet, par rapport à tout le corps, » que les cataplasmes émolliens par rapport » aux parties sur lesquelles ils sont appli- » qués; et plus particulièrement qu'elle pro- » cure l'évacuation des sucs excrémentitiels » contenus dans le tissu des chairs; qu'elle » distribue uniformément la chaleur, qu'elle » dilate les plus petits conduits, qu'elle re- » lâche les parties trop-tendues, et qu'elle » détermine un mouvement de fonte imprimé » généralement à tout le systême des solides » et des fluides. » *Cit. par Grimaud, Cours de fièv.*

Par les raisons contraires, ils sont contr'in-diqués dans les cas où les mouvemens et les forces se dirigent avec trop de fougue ou d'impétuosité, du centre à la circonférence; ou bien encore, lorsque le corps se trouve affecté d'un spasme violent et profond qui ne serait pas susceptible de céder à l'action expansive du bain (1) ; lorsque les mouvemens ont une tendance à se porter vers les organes nobles, chez ceux, par exemple, qui sont menacés d'apoplexie ; chez ceux qui sont affectés d'hémoptysie et de suffocation, ou qui ont les organes si faibles et si délicats, qu'ils ne peuvent supporter la pression qu'exerce l'eau du bain sur leur corps.

Ils sont contr'indiqués chez les pulmoniques, les asthmatiques, les hydropiques, chez les personnes affaiblies par des excès, qui ont porté principalement leurs effets sur les forces toniques et digestives, chez ceux qui

---

(1) Il n'y a point de cause extérieure quelconque, (dit *Grimaud*) point d'objet de sensation qui agisse sur le corps vivant d'une manière rigoureuse, absolue, nécessaire ; et lorsque le corps est dans l'acte d'un spasme violent, ou que l'organe de la peau est fortement contracté, loin de se prêter à la force expansive du bain, la peau se resserre et se contracte de plus en plus sous l'impression d'une cause trop faible pour détruire le spasme qui la condense ; car, comme nous l'avons déjà observé, tous les états maladifs profondément établis, tirent un nouveau degré de force et d'activité de la part des moyens impuissans qu'on leur oppose, à peu près comme l'ame, livrée à une passion violente, s'irrite par les obstacles, et les fait servir d'aliment à l'affection qui la domine, et qui captive et absorbe toute la plénitude de son être.

font des jeûnes prolongés, et qui ne prennent pas le repos nécessaire , chez les femmes grosses (1), etc. ; enfin chez ceux qui se livrent à des travaux pénibles et forcés.

Il ne sera pas hors de propos d'ajouter à tout ce qui vient d'être dit sur les bains en général , et sur ceux d'eaux thermales en particulier, qu'il faut assujettir leur administration à des règles et à des principes à peu près fixes et invariables ; qu'il faut , avant toutes choses, bien connaître la manière d'agir de chacun d'eux dans les différentes circonstances de la vie , circonstances qui doivent se tirer de la manière de vivre, du tempérament, de l'âge, du sexe, du climat, de la saison, des constitutions de l'air, des habitudes, des passions, et généralement de tout ce qui peut avoir rapport à leur température, à la nature de leurs principes constituans, et au genre de maladies pour lesquelles on les met en usage.

Avec ces précautions , on ne manquera pas de faire du bain un remède d'autant plus

---

(1) Ceci doit s'entendre d'une manière générale ; car il est des circonstances où on fait mettre les femmes grosses dans le bain , et surtout vers la fin de la grossesse , afin de favoriser l'accouchement.

important, qu'il n'est peut-être pas de circonstances où ces différentes modifications ne
puissent et ne doivent être évaluées ; car il
n'est pas du tout indifférent de prendre le
bain à tel ou tel degré de chaleur, à telle ou
telle heure, avant ou après le repas (1),
après ou avant l'exercice, ou bien encore
lorsqu'on est en sueur (2): toutes ces choses
méritent d'être appréciées par le Médecin ;
il doit toujours avoir présentes à l'esprit les
règles qu'il faut suivre avant de prendre les
bains, lorsqu'on les prend et lorsqu'on les a
pris, et les dangers auxquels ils exposeraient
s'ils étaient administrés mal-à-propos. Il ne
faut pas même laisser ignorer aux personnes
qui en font usage, qu'elles doivent avec le
plus grand soin écarter loin d'elles toutes les
passions vives de l'ame; car il est de la plus
grande importance de tenir le physique et
le moral dans un état de tranquillité qui ne

---

(1) Il serait dangereux de se jeter dans le bain immé-
diatement après le repas.

Crudum pavonem in balnea portas
    Hinc subitæ mortes.   *Juvenal.*

(2) *Alexandre* fut sur le point de périr, pour s'être
baigné en sueur dans le fleuve *Cydnus*, dont l'eau est
très-froide.

contrarie en rien les effets qu'on est en droit d'attendre du bain.

Il faudrait, pour les premières fois que les malades prennent les bains , que les Médecins s'y trouvassent, afin d'observer les phénomènes qui leur sont particuliers, et juger ensuite plus pertinemment de ce qui doit êtrechangé dans ceux qui doivent suivre.

A l'égard du régime, il faut éviter avec soin toutes les substances incendiaires ou échauffantes, le vin surtout en trop grande abondance, l'usage trop fréquent des plaisirs de l'amour, les veilles trop prolongées ou trop long-temps continuées ; on aura la plus grande attention pour l'usage des alimens ; on n'oubliera pas qu'il faut les prendre bien cuits, de bon suc et agréables au goût; que la boisson doit être en rapport avec les alimens qu'on prend ; que l'eau doit être fraîche et pure; le vin, vieux, fin et bien trempé: on ne s'interdira pas, comme le conseillaient autrefois les Médecins, l'usage des végétaux, du poisson frais, du laitage, à moins qu'on ait de fortes raisons pour s'en abstenir. Il faut avoir le soin d'entretenir la liberté du ventre , de manière qu'on aille à la selle toutes les vingt-quatre heures ; on ne se livrera pas non plus trop long-temps au sommeil ; on ne le prendra pas après le repas ; et dans la journée, l'exercice sera modéré.

Enfin, ceux qui désireront des connaissances plus étendues sur les bains, peuvent consulter avec fruit les auteurs qui s'en sont occupés d'une manière spéciale ; tels sont, parmi les anciens, *Aristote*, qui est un des premiers qui aient écrit quelque chose sur l'eau et les bains ; *Hippocrate* et *Galien*, dans plusieurs de leurs ouvrages ; *Celse*, *Pline*, *Savonarola* de Padoue (Voy. son traité sur les bains en général, et surtout sur les eaux thermales d'Italie ; il a écrit dans le quinzième siècle). Je pourrais citer encore un grand nombre d'auteurs qui se sont occupés des bains, tels que *Montagnana*, *Ugulinus*, *Faventinus*, *Jean Dondis*, *Panthœus*, *Vitruve*, *Bedinelli*, *Joannes-Franciscus Brachaleo* : ce dernier a développé les principes d'*Hippocrate* et de *Galien* ; *Conradus Gesnerus*, qui a donné la description des eaux thermales de la Suisse. On trouve également dans les ouvrages que nous ont laissés les Médecins arabes, différens traités qu'on peut consulter avec beaucoup de fruit ; tels sont ceux de *Rhazès*, d'*Avicenne*, d'*Averrhoës*, de *Mésué*, d'*Oribase*, d'*Arétée*, de *Paul*

d'Egine, de *Sicus* de Crémone, et une foule
d'autres que je ne cite pas.

Parmi les modernes, les meilleures sources
dans lesquelles on peut puiser ces connaissances, sont les nombreux mémoires de *Leroy*,
les divers traités qui ont été donnés par
Carrère, *Venel*, *Monnet*, *Limbourg* , *Duclos*, *Raulin*, *Buc'hoz*, *Marcard*, *Fourcroy*,
Bayen, *Cartheuser* , *Gilchrist*, *Marteau* ;
les dissertations d'*Hoffmann*, de *Presseux*,
de *Seïp* , de *Bordeu* ; enfin on peut consulter avec avantage les mémoires insérés
dans ceux de l'Académie des Sciences.

_____

PREMIÈRE PARTIE.

Histoire et origine des bains de la Malou.

Les bains de la Malou sont situés dans le département de l'Hérault, au pied d'une petite montagne nommée *Usclade* , dans la commune de Mourcairol, pays très-montueux.

Dans l'endroit où se trouvent aujourd'hui ces bains, on ne remarquait, en 1634, qu'une petite barraque servant d'asile aux personnes chargées de la culture des terres environnantes , et qui appartenaient aux héritiers de *Guilhen-Gaillard* de Villecelle.

Pons-Marthe de Thésan , seigneur du Poujol, en devint l'acquéreur quelques années après ; il fit bâtir et agrandir ce local qui était très-peu de chose auparavant.

Je m'étendrai peu sur l'histoire chronologique de ces bains; tout ce que je pourrais en dire serait de pure curiosité. C'est au hasard que nous devons la découverte des vertus et des bienfaits que nous retirons de cette source médicale, qui a rendu la santé à tant d'indi-

c

vidus de tout âge, de tout sexe, et de tous les pays, qui étaient affligés de maladies plus ou moins opiniâtres, et qui avaient résisté à tous les remèdes employés pour les combattre.

Je tiens de mes aïeux, que des paysans des villages circonvoisins, tourmentés depuis longues années de douleurs rhumatismales les plus rebelles, se trouvèrent guéris après s'être plongés dans des fosses pleines de cette eau, à peu de distance de la source. Ces faits et ces observations se répétèrent toutes les fois qu'on fut à portée de faire de nouvelles épreuves; de là, la réputation naissante de ces eaux, et l'idée de la vertu spécifique qu'on leur attribua peu à peu pour la cure de certaines maladies.

Le comte du Poujol conçut le premier l'idée d'y former un établissement digne de son objet. Dans cette vue, il fit pratiquer un grand réservoir qui pût contenir près de quarante personnes; il fit construire un mur de séparation, afin que les personnes de différent sexe pussent s'y baigner en même temps et sans inconvénient. Enfin, il fit construire, en 1754 et 1755, des appartemens commodes pour les personnes qui iraient prendre les bains.

Le temps, et des observations ultérieures

sur les heureux effets que produisirent ces eaux, ne contribuèrent pas peu à les accréditer. On remarqua dans combien de maladies elles pourraient être utiles. Les succès déjà obtenus durent engager un grand nombre de personnes à s'y rendre ; des guérisons nombreuses qui tiennent pour ainsi dire du miracle, complétèrent leur réputation : les Médecins de Montpellier y contribuèrent par le grand nombre de malades qu'ils y envoyèrent ; et c'est aux illustres professeurs de cette moderne Épidaure, que les bains de la Malou doivent en partie la haute réputation qu'ils ont acquise.

Les professeurs *Barthèz*, *Fouquet*, *Baumes*, *Broussonet*, *Vigarous*, *Méjan* et *Poutingon*, envoient tous les ans un grand nombre de leurs malades à la Malou. Les succès qui ont constamment résulté de leur usage bien ordonné, justifient la confiance qu'on accorde à ces bains, et la juste application que ces savans en ont su faire.

Quant à ce qui regarde leur site, ces bains n'offrent rien de curieux ni de remarquable pour ceux qui connaissent les pays montagneux ; mais ils offrent beaucoup d'agrément et un coup d'œil vraiment pittoresque aux personnes qui, venant de la plaine, savent sentir et apprécier les beautés d'une pareille position.

Leur situation est telle qu'ils ont la côte de Villecelle à leur droite, le bois de l'Encairas à leur gauche, et le bois de Loun ou de Long en face du siége de leur établissement. Ce bois se trouve séparé des bains par des prairies complantées de pommiers et autres arbres fruitiers, et par un grand nombre de peupliers à haute futaie, formant un rideau sur les bords du ruisseau de Bitoulet; ces prairies offrent aux étrangers une promenade très-agréable, et un lieu commode pour s'y livrer à mille amusemens divers. Le ruisseau dont je viens de parler, sert à faire aller un moulin à blé, et à arroser les prairies environnantes; il va se jeter à peu de distance dans la rivière d'Orbe, dans laquelle on trouve en abondance de belles et bonnes truites, des anguilles, des barbeaux et autres poissons très-estimés.

Une circonstance frappante, qui mérite d'être mise dans le plus grand jour, c'est que la nature a répandu ses ressources avec une main si libérale dans ces contrées, qu'on pourrait mettre en doute si elle ne les a pas voulu concentrer dans un même lieu. On voit sourdre d'une colline, une fontaine d'eau thermale salino-sulfureuse (1); d'une autre, une source d'eau martiale (2); enfin, une troisième se fait jour au bord de la rivière d'Orbe (3), de manière à pouvoir varier à l'infini les secours qu'elles offrent, et les faire servir à la destruction des maladies les plus invétérées (4).

Les diverses montagnes ou côteaux qui environnent la Malou, sont cultivés dans plusieurs points de leur étendue, et recouverts en grande partie de châtaigniers, principalement la côte de Villecelle. Dans les terrains qui ne doivent aucune de leurs productions

---

(1) C'est celle de la Malou.

(2) C'est la source dite de Capus, qui n'est distante de la Malou que d'environ cinq à six cents mètres.

(3) Celle-ci est connue sous le nom de source de la Vernière, et peut être rangée dans la classe des eaux acidules et salines.

(4) On dirait que le vœu que fait *Duchanoy* est ici accompli dans toute sa plénitude. Combien de cas particuliers, *dit cet auteur*, où il serait à désirer que les eaux froides fussent à côté des chaudes, les sulfureuses à côté des acidules, etc., pour les mélanger, les varier et les approprier enfin dans toutes les circonstances, à la nature et au caractère des maladies, à l'âge et au tempérament des malades.

au travail de l'homme , croissent un grand nombre d'arbrisseaux, beaucoup de plantes aromatiques qui contribuent infiniment à rendre l'air sain, pur et agréable. On trouve avec abondance, sur ces montagnes , des lièvres , des lapereaux, des perdrix rouges , etc.; ce qui fait que la chasse offre beaucoup d'agrément à ceux qui aiment à s'y livrer. On n'y trouve ni insectes, ni autres animaux venimeux ou dangereux; les plantes usuelles y sont peu communes. On y remarque plusieurs vestiges de mines qui ont été exploitées ; les personnes qui s'occupent spécialement de minéralogie , pourraient y trouver des choses intéressantes.

On regrette avec juste raison , qu'une source aussi abondante et aussi utile que l'est celle de la Malou, ne soit pas placée dans un lieu plus riant et plus agréable ; mais on en est en quelque sorte dédommagé par les promenades qu'on peut aller faire dans le vallon du Poujol , village éloigné des bains d'un quart - d'heure , et situé sur une petite élévation ; il est entouré de jardins , de vignobles et d'immenses prairies meublées d'arbres fruitiers de toute espèce.

Le chemin qui y conduit, est une promenade charmante , ombragée dans presque toute son étendue par d'énormes châtaigniers et par des allées de mûriers, d'où les regards des étrangers se fixent avec volupté sur un vallon des plus fertiles et sur des montagnes verdoyantes, qui font éprouver un sentiment de plaisir et de gaîté au-dessus de toute expression.

Au nord du Poujol, est située la haute montagne de Carous, qui recèle dans son sein une mine de plomb vernis.

L'élévation de cette montagne est précieuse à tous ceux qui, par état ou par goût, observent les grands phénomènes et les beautés de la nature. Le physicien et le peintre y trouveraient également matière à exercer leur talent; et tandis que la campagne du Poujol offrirait au dernier la nature dans sa riante simplicité, le mont de Carous la présenterait à l'un et à l'autre dans tout l'éclat de sa majesté. Un horizon très-étendu, borné par la mer Méditerranée, embrasse, dans une vaste plaine séparée de Carous par une amphithéâtre de montagnes, les principaux villages du Bas-Languedoc, et plusieurs jolies villes, notamment celles de Béziers, Pézenas, Narbonne, etc.; et lorsque l'œil est fatigué de l'éclat de ces campagnes où la terre semble orgueilleuse d'étaler toutes ces richesses, il aime à se reposer sur la fraîche verdure qui couvre les montagnes voisines de Carous. Le Poujol n'a par lui-même rien de remarquable ; c'est un pays purement agricole : on s'y occupe cependant de la filature de la soie, que les négocians de Pézenas, de Montpellier, de Nîmes, de Lyon estiment beaucoup.

Les eaux qui servent à la boisson dans tous ces pays, sont très-pures et très-saines : il n'y règne point de maladie endémique ; on y en voit rarement d'épidémiques.

On trouve dans le bâtiment destiné aux étrangers qui vont à la Malou, des appartemens commodes, assez bien distribués et aérés ; des galeries très-spacieuses et couvertes, où l'on peut se promener lorsque le temps est pluvieux ; une basse-cour très-vaste où se trouvent quelques arbres qui offrent un ombrage frais.

L'aile gauche qui n'est point encore finie, réunira, sous peu de temps, la facilité de loger un plus grand nombre de personnes. Dans l'enceinte de cette même maison, se trouve un café très-bien tenu et aussi bien pourvu. Deux auberges qui ne sont séparées que par le chemin, méritent d'être signalées par les soins, les honnêtetés et les prévenances que reçoivent les étrangers de la part des personnes qui les administrent.

Il me reste à dire que la source n'est distante de l'endroit où l'on se baigne, que d'environ 5o mètres (25 toises à peu près.) Les eaux se rendent de la source à ce réservoir, par un canal souterrain assez large , ainsi que le nécessitaient l'abondance de l'eau et le besoin de le désobstruer lorsqu'il est engorgé par les matières étrangères qu'y entraînent quelquefois les pluies d'orage.

L'endroit où l'on se baigne, est une espèce de chambre voûtée , qui ne reçoit du jour que par la porte , et dans laquelle on descend par un escalier de cinq marches : autour de son enceinte sont des bancs en pierre , où s'asseyent les personnes qui prennent les bains ; et dans cette position, elles se trouvent avoir tout le corps dans l'eau , excepté la tête. La disposition de ces bancs est telle , qu'ils se trouvent plus élevés dans une portion de la chambre , et conséquemment moins couverts d'eau ; et c'est là que se placent les personnes d'une petite stature. Le nombre de personnes qui peuvent se baigner à la fois , ne peut guère être porté au-delà de trente ; c'est-à-dire, quinze dans le bassin destiné aux hommes , et autant dans celui destiné aux femmes , séparé du premier par un mur qui empêche toute communication scandaleuse.

Dans le premier bassin se trouve, au milieu de son fond, l'orifice du canal qui conduit les eaux, et auquel on adapte une gouttière en bois, au moyen de laquelle on peut prendre la douche, avantage qu'on ne trouve point dans le bassin destiné aux bains des femmes ; je m'étonne qu'avec la facilité qu'on aurait de procurer cette douche dans ce dernier endroit, on soit encore obligé d'attendre la sortie des hommes, ou le moment où ils ne s'y trouvent point.

Au sortir du bain, on est reçu dans un endroit chaud et commode par des personnes préposées pour y donner tous les soins convenables. Chaque sexe a un chauffoir particulier et séparé, d'où chacun se rend dans ses appartemens peu éloignés de là. Les personnes qui ne veulent pas, ou qui ne doivent pas s'exposer à l'air libre, trouvent facilement des chaises à porteur pour être transportées chez elles.

SECONDE PARTIE.

ANALYSE.

Propriétés physiques de l'eau des bains de la Malou, examinée à la source.

L'EAU des bains de la Malou, est transparente, limpide, un peu onctueuse, et sans couleur; son odeur est peu forte, et ne flatte guère l'odorat; son goût est un peu ferrugineux, sans avoir rien de bien déterminé; sa pesanteur spécifique est de 1 degré $+$ 0, aréomètre de *Baumé*; sa température est de 29 degrés au thermomètre à l'esprit de vin de *Réaumur* (1); il nage sur sa surface une pellicule rousseâtre, surmontée d'une écume blanche; elle dépose autour du bassin un sédiment jaunâtre, qui paraît être une espèce de terre argileuse, parsemée de quelques particules métalliques brunes et luisantes. L'or et l'argent plongés dans l'eau,

______

(1) Ce degré varie, dans les différentes saisons de l'année, d'un demi-degré jusqu'à un degré.

changent assez sensiblement de couleur ; les linges en sortent tout jaunes ; elle laisse dégager une sorte de vapeur qui a une odeur sulfureuse très-sensible, surtout lorsqu'on entre pour la première fois dans le bain (1). Sa source est très-abondante, on pourrait, à la rigueur, renouveler l'eau trois fois par jour. Elle prend naissance, comme je l'ai déjà dit, au pied de la petite montagne nommée *Usclade*, qui n'est point cultivée dans presque toute son étendue, si l'on n'en excepte le sommet, qui est complanté de châtaigners ; le terrain est graniteux, et formé de plusieurs couches de minéraux, qui affectent des couleurs très-variées, tantôt jaunes, bleues, rouges, grisâtres, différemment disséminées sur cette montagne.

Résultat de l'analyse par les réactifs et l'évaporation (2).

L'eau de chaux, la teinture de tournesol,

____

(1) Le dégagement de cette vapeur, qui est du gaz acide carbonique, est quelquefois si fort qu'il oblige les personnes à sortir du bain.

(2) Je vais donner ici la liste des réactifs que j'ai employés pour parvenir à la connaissance de leurs principes constitutifs, et faire connaître tour-à-tour les substances qui y ont été décelées.

le sirop violat, le savon, l'acide oxalique, la potasse caustique, le carbonate de potasse, le nitrate de mercure, l'acétate de plomb, le muriate de barite, le prussiate de soude, l'alcool gallique, l'ammoniac, l'acide sulfurique, etc. ont été versés ou mélangés tour-à-tour dans l'eau minérale que je voulais analyser, de manière à y découvrir la présence du gaz acide carbonique, de l'acide muriatique et du sulfurique, de la chaux, de la magnésie, de quelques carbonates alcalins avec excès de base, de quelques sulfates terreux, de l'hydrogène sulfuré, du sulfate de barite et du fer.

L'analyse par l'évaporation étant venue confirmer cette dernière dans toute sa plénitude, on est en droit d'en conclure que l'eau de la Malou est à la fois une eau acidule et saline, tenant un peu de soufre et de fer dans un état particulier (1).

Je ne me suis point attaché à donner les proportions de ces substances, parce qu'on sait combien elles peuvent varier dans les diverses années.

______

(1) Le fer y existe en si petite quantité, et le soufre qu'elles contiennent est si fugace, que je n'ai pas cru devoir ranger ces eaux-là dans la classe des martiales, ni des sulfureuses ; cependant ces deux substances contribuent beaucoup à leurs vertus médicinales.

TROISIÈME PARTIE.

*Des propriétés médicamenteuses des bains
de la Malou.*

L'OBSERVATION et l'expérience ont prouvé
que les bains de la Malou pouvaient être
employés avec le plus grand succès dans
les affections rhumatismales, soit aiguës,
soit chroniques (1), dans les affections
goutteuses non invétérées. Je prouverai, par
des exemples vivans, qu'ils ne sont pas
moins efficaces dans les cas d'engorgemens
lymphatiques; dans les affections érysipéla-
teuses, la gale, les dartres, la syphilis;
dans les cas de menstruation difficile, de
stérilité, de fleurs blanches. Je prouverai
encore qu'ils ne sont pas moins avantageux
dans les maladies du système nerveux,
telles qu'hystéricie, mélancolie, hypocondrie,
et généralement dans toutes les maladies
qu'on nomme vulgairement vapeurs. Je
rapporterai, en outre, plusieurs observa-

---

(1) *Barthèz, Leroy, Farjon, Roucher*, etc.

tions des bons effets qu'ils ont produits dans les maladies des reins et de la vessie urinaire, telles que les colliques néphrétiques, ardeurs d'urines, d'isurie, strangurie. *Masars de Cazéles* a consigné dans le dictionnaire minéralogique et hydrologique de la France, deux observations de paralysies de vessie guéries par l'injection des eaux de la Malou (1). Feu M. *Farjon*, praticien très-

---

(1) Ces deux observations que je rapporterai sont également consignées dans le dictionnaire des eaux minérales, par l'auteur du règne végétal, etc. tom. 1, p. 392. Voici ce qui précède ces deux observations. Avant ce Médecin (*Masars de Cazéles*) on ne leur connaissait pas cette vertu ; l'on ne les prescrivait auparavant que sous la forme de bains dans le cas de gale ou de dartres gagnées par communication, dans celui de douleurs rhumatiques légères, d'engourdissement, de stupeur de membres, etc., causés par la sécheresse du sang et des solides ; et quand on les conseillait intérieurement quelques jours de suite, c'était en qualité de stomachiques ; et en effet elles raniment le ton languissant des premières voies ; elles remédient à l'inertie des organes digestifs ; elles réveillent l'appétit ; elles purgent doucement par les selles ; elles évacuent beaucoup par les urines, et elles excitent la diaphorèse.

Tom. 2, pag. 257. — Les bains de la Malou opèrent de grands effets dans beaucoup de maladies chroniques. Ils font merveille non-seulement dans les maladies distingué de cette ville, pensait qu'elles pouvaient être très-bonnes dans certaines affections de poitrine, prises en boisson (dans l'asthme, dans quelques phthisies). Mon respectable père croit également, d'après quelques observations que sa longue pratique lui a fourni, qu'elles pourraient être utiles dans quelques dysenteries. Le docteur *Farjon* que j'ai déjà cité, les a vantées dans les cas d'hémorroïdes.

Une circonstance frappante qu'il ne faut point perdre de vue, et qui mérite d'être notée, c'est que les bains de la Malou ont la propriété en général de faire beaucoup de bien, sans faire encourir le moindre

---

qui sont occasionées par le vice de la transpiration, mais encore dans beaucoup d'autres, tant internes qu'externes, dans lesquelles il s'agit de donner de la souplesse aux solides, de changer la nature ou la consistance des fluides, et de rétablir entre eux une certaine harmonie, d'où dépend le libre exercice de toutes nos fonctions.

Ils conviennent donc dans les rhumathismes particuliers et universels ; dans les sciatiques, les contractions des membres, etc.; dans les affections hystériques, mélancoliques et hypocondriaques, les coliques intestinales, néphrétiques, la suppression des règles ; dans la gale, les dartres, les engelures, les vieux ulcères, etc., etc.

danger

danger aux personnes qui en font usage ; enfin l'observation et l'expérience ont prouvé que nulle maladie n'a été exaspérée par leur emploi. On ne pourrait peut-être pas en dire autant, et avec la même vérité, d'aucune source d'eau minérale connue.

Je n'entrerai pas dans de longs détails pour donner l'explication de leur manière d'agir ; il me suffira de présenter une série de bonnes observations qui prouveront mieux que tous les raisonnemens, leurs vertus presque spécifiques dans les maladies que j'ai indiquées.

Des saisons les plus propres à l'usage des bains de la Malou.

C'est dans la belle saison, et par un temps chaud, qu'il convient de se rendre aux bains de la Malou, lorsque leur usage a été une fois déterminé. Les mois de juin, juillet, août et septembre, sont les mois de l'année les plus propres à leur usage. On est sûr d'y trouver à ces époques, des logemens commodes, des soins assidus, une société agréable, et une table qui est toujours bien servie.

Des préparations aux bains de la Malou.

Ces préparations consistent le plus ordinairement à purger les personnes qui veulent faire usage des bains, et chez lesquelles les premières voies se trouvent embarrassées ; car on ne doit point ignorer qu'ils sont contr'indiqués dans cette circonstance, et qu'on se verrait forcé d'en discontinuer l'usage, si on n'avait pris cette louable précaution. Les individus qui auront quelque tendance à la polyémie conjestive (1), feront fort bien de se faire saigner, afin d'éviter les conjestions sanguines qui pourraient se faire. Là, se bornent toutes les préparations les plus indispensables pour l'usage de ces bains ; mais on fera toujours fort bien de consulter auparavant un Médecin prudent et éclairé, qui joigne à la somme de ses connaissances médicales, celles du physique et du moral des malades.

De l'heure du jour la plus propre pour l'usage des bains de la Malou, des précautions qu'il faut prendre avant d'y entrer, lorsqu'on y est ou lorsqu'on en sort, et du régime qu'on doit suivre pendant leur cours.

C'est le matin, et après un sommeil tranquille, exempt de tout rêve désagréable,

____

(1) Pléthore vraie.

pénible ou fâcheux, qui laisse les fonctions et les humeurs dans leur plus parfaite intégrité, qu'il convient de se mettre dans le bain (1). Il est assez ordinaire que les personnes qui vont aux eaux thermales prennent deux bains par jour, du moins lorsqu'il n'y a pas de contr'indication; ainsi les mêmes précautions seront prises pour le bain du soir que pour celui du matin; on observera que la digestion du dîner ait été bien faite; on écartera avec le plus grand soin tout ce qui serait dans le cas de produire quelque affection d'ame vive, et d'agiter le sang et les humeurs.

Au reste, pour les personnes qui se proposent de faire quelqué séjour aux bains (2), elle préféreront celui du matin à celui du soir. Lorsqu'on y entre pour la première fois, il est prudent et même avantageux

---

(1) Je suppose les malades rendus à la Malou, et suffisamment délassés des fatigues du voyage.

(2) Je dois observer à cet égard que les malades ne séjournent point assez aux eaux; la plupart d'entre eux partent au bout de huit jours, aussi sont-ils obligés de revenir, lorsqu'ils sont attaqués de maladies chroniques invétérées.

de ne pas y rester trop de temps, demi-heure , trois-quarts-d'heure suffisent dans le principe; il vaut mieux prolonger la durée des derniers qu'on doit prendre. Les personnes qui ne peuvent pas supporter le bain entier, celles, dis-je, qui éprouvent une gêne dans la respiration , et qui sont menacées de suffocation, feront fort bien de ne prendre qu'un demi-bain , ou mieux encore se contenteront de la grande ou de la petite douche. Les individus qui ressentent du froid, lorsqu'ils sont plongés dans le bain , doivent s'empresser d'en sortir, parce qu'ils n'en retireraient aucun bien , et qu'il pourrait en résulter une foule d'inconvéniens.

Il serait imprudent de s'exposer au sortir du bain à l'air libre; il en résulterait très-probablement des accidens fâcheux , tels que la suppression de la transpiration et autres qui en dérivent; on fera donc fort bien de se jeter sur un lit, et de se couvrir modérément afin que la transpiration cutanée aériforme puisse se continuer d'une manière douce, aisée et facile.

On aura également la précaution, si la sueur a été jugée nécessaire, de la favoriser par le moyen d'une tasse d'infusion, de mélisse ou de thé; si au contraire les bouillons frais, ou les crèmes de ris, d'orge, d'avenat, ou le petit-lait ont été conseillés, on profitera de la sortie du bain du matin pour les prendre.

Je pense qu'il est inutile que je m'étende ici sur la nécessité d'un régime. Tout le monde sait la part qu'il a à la guérison des maladies; ainsi celui que doivent suivre les personnes qui prennent les bains de la Malou, doit être frugal. Les malades doivent user de la plus grande sobriété, et se fixer sur certains mets, sans gorger leur estomac de toutes sortes d'alimens. Parmi ceux qu'ils pourront choisir sur une table qui est toujours servie avec profusion, ils préféreront ceux qui sont de bon suc, d'une digestion aisée et facile, et dont leur estomac s'accommode le mieux ; on s'abstiendra de tous ceux qui sont trop salés ou trop épicés, et on rejettera toutes les viandes grossières, pesantes, de difficile digestion, surtout la viande de cochon. La pâtisserie est en général contr'indiquée, ainsi que toute espèce de crudité; on trempera bien son vin, et dans la journée l'exercice sera modéré.

On évitera avec le plus grand soin le serein, le froid et l'humidité, l'impression trop forte des rayons solaires, en un mot on ne donnera pas trop de tension à son esprit ; on s'amusera de tout ce qui peut être agréable, et on écartera avec soin tout ce qui ne flatterait pas agréablement l'esprit ou l'imagination.

Des douches et des cas particuliers où celle de la Malou peut être employée avec fruit.

On entend par douche une espèce de bain local, fait avec de l'eau, qui est versée ou dirigée sur une partie quelconque du corps, d'un endroit plus ou moins éloigné.

Je la diviserai en deux espèces ; la première que j'appellerai descendante, sera celle où on laissera couler de haut en bas, par une fontaine naturelle ou artificielle, un certain volume d'eau, soit froide, soit thermale, avec une force déterminée, sur une partie quelconque. La seconde, que j'appellerai ascendante, sera celle où le liquide aqueux sera dirigé de bas en haut sur une partie du corps humain, qu'on aura dessein de doucher de cette manière.

Maintenant que je viens d'établir et de faire connaître ce qu'on devait entendre par douche, je vais indiquer les cas où celle de la Malou peut être mise en usage avec succès , et faire connaître comment l'on doit procéder à cette opération.

C'est principalement dans le cas de quelques affections locales, telles que douleurs fixes articulaires, avec ou sans engorgement, dans le cas d'affection rhumatique, fixée sur quelque point déterminé du corps, sur l'une ou l'autre extrémité, telles que sciatique, lombagie, carpologie, etc. roideur du système articulaire, engorgemens lymphatiques, tels que nodus, ganglions, tumeurs blanches des articles, fausses ankiloses, périostoses, exostoses ; dans le cas de plaie d'arme à feu, et lorsqu'il est resté quelque corps étranger, tels qu'esquilles, ou autres, etc. dans toutes ces circonstances la douche de la Malou produit les plus heureux effets, ainsi qu'on pourra s'en convaincre par les observations qui suivront de près ce qui me reste à dire à ce sujet.

Comme il convient de diriger directement l'eau sur la partie affectée, il faut auparavant avoir la précaution de frictionner sa surface avec la paume de la main, ou mieux encore avec la brosse anglaise, afin d'ouvrir les pores de la peau, et faire pénétrer davantage le liquide aqueux. On fera tomber l'eau d'une distance plus ou moins éloignée, suivant l'impression que le malade y éprouvera; une fois qu'il sera accoutumé à l'action de ce stimulus, on éloignera davantage les parties soumises à cette opération, qui ne doit durer qu'environ un quart-d'heure.

QUATRIÈME PARTIE.

PREMIÈRE OBSERVATION.

Sciatique et lombagie.

A. V..... d'Agde, capitaine de vaisseau, âgé de soixante-deux ans, d'un tempérament bilioso-sanguin, était atteint, en juin mil huit cent deux, d'une affection rhumatismale aiguë, qui avait porté principalement ses impressions sur la région lombaire, et qui se propageait dans l'intérieur de la cuisse gauche, le long du grand nerf sciatique. Cette maladie fut portée dans le principe à un si haut degré d'intensité, que le S. V.... fut obligé de garder le lit pendant l'espace de deux mois.

Dès le commencement de son mal, il se confia à un Médecin et à un Chirurgien très-expérimentés, qui ne négligèrent rien pour tâcher de porter quelque soulagement à ses maux; mais ce fut toujours en vain, malgré la diversité des remèdes et les variations du traitement. Le premier août de la même année, il se fit transporter à la Malou, dans l'état le plus souffrant; il était atteint à cette époque d'un *lumbago*, qui avait déterminé une courbature, et d'une sciatique fixée profondément dans l'intérieur de la cuisse du côté gauche.

Avant de rapporter les effets que produisirent les bains sur ce malade, il est à propos de faire connaître les causes de sa maladie.

Les causes éloignées de cette affection, devaient être recherchées dans la manière de vivre, et dans l'état propre à la personne qui fait le sujet de cette observation. Il est naturel d'induire de la profession qu'exerce M. *V*.... qu'étant obligé de vivre tantôt sur l'eau, tantôt sur terre, il a nécessairement dû être exposé aux humidités, aux intempéries des saisons, et à un régime différent de celui qu'il avait coutume de suivre : c'est ce qui m'a été confirmé par le rapport que m'a fait M. *V*....

Toutes ces causes réunies, et un grand nombre d'autres que je pourrais noter, telles qu'excès dans tous les genres, auxquels les gens de mer se livrent sans réserve, dès qu'ils sont sur terre (et dont le sieur *V*.... n'avait pu se défendre), étaient bien suffisantes pour occasioner une maladie grave, qui ne demandait, pour se développer, que le secours d'une cause déterminante : c'est ce qui arriva le 1.er juin 1802, jour où s'étant livré à un travail forcé, exposé à la chaleur du temps, il fut atteint d'une sueur considérable qui, ayant été supprimée ou arrêtée par un courant d'air, fut la cause déterminante de la maladie dont je viens de donner l'histoire.

Il se rendit donc à la Malou dans le mois d'août. Le lendemain de son arrivée, il prit deux bains, et continua de même pendant huit jours consécutifs; il prit environ six douches sur les endroits les plus douloureux; il ne tarda pas à éprouver un soulagement marqué, puisque huit jours de résidence à la Malou, durant lesquels il prit seize bains et six douches, suffirent pour le rendre à son premier état. Il revint chez lui parfaitement guéri; mais quelques jours après il fut exposé à l'action d'une peine sensible, qui l'affecta si profondément qu'elle suffit pour renouveler ses douleurs. Il ne perdit point courage; il se rendit le mois suivant aux eaux thermales; il y prit le même nombre de douches et de bains que la précédente fois : à la vérité ces derniers ne produisirent

pas un effet aussi prompt que les premiers ;
mais ils suffirent pour le délivrer de toutes
sortes de maux huit jours après qu'il fut
rendu au sein de sa famille.

Il est à observer qu'il n'a éprouvé depuis
aucun symptôme de son mal, et qu'il est
venu à la Malou cette année (1805) par
précaution et par reconnaissance.

DEUXIÈME OBSERVATION.

*Irrégularité dans le flux menstruel, fleurs
blanches, chlorose, etc.*

Mlle S.... âgée de seize ans, d'un tempérament pituiteux, sujette, depuis deux ans,
à l'écoulement périodique, éprouvait depuis
quelque temps une grande irrégularité dans
ce flux, quant aux époques, à la quantité et
à la couleur. Son teint était basané, chloro-
tique ; elle éprouvait des lassitudes dans tout
le corps ; l'estomac faisait mal ses fonctions ;
la peau était recouverte d'une éruption qui
occasionait de la démangeaison ; sa santé
enfin était très-chancelante.

Ce fut dans cet état qu'elle me consulta.
Je lui conseillai l'usage d'une tisane dépu-
rative et les bains de jambe matin et soir,
avec l'eau, le sel et le vinaigre. Je la mis

ensuite à l'usage des bouillons frais et apéritifs, et du petit-lait calibé ; après quoi je l'envoyai à la Malou : quinze bains suffirent pour faire cesser tous les accidens, et rétablir l'ordre dans toutes les fonctions.

Elle est dans ce moment-ci à la 22.me année de sa vie, et jouit de la meilleure santé possible.

TROISIÈME OBSERVATION.

Rhumatisme aigu, universel.

Mme *L. N.* ... fut atteinte en l'an 7 d'un rhumatisme aigu, universel ; elle se rendit à la Malou, dans le courant de la même année, espérant de trouver, dans les effets des bains, un soulagement à ses maux : elle ne fut point trompée dans son attente. Vingt-quatre bains et quelques douches au filet opérèrent sa guérison radicale. Il est à observer que cette femme, âgée de 40 ans, ne pouvait marcher qu'à l'aide de deux bequilles qu'elle quitta avant son départ des bains.

Elle souffrait des douleurs si vives et si aiguës, que son sommeil en était très-souvent troublé : on était même obligé de la porter dans le bassin. Elle est revenue à la Malou l'année d'après, mais par un motif de pure reconnaissance.

QUATRIÈME OBSERVATION.

Suppression des règles, fleurs blanches,
attaques d'hystérie.

Mlle *L.* . . . âgée de 19 ans, d'une com-
plexion délicate, avait vu paraître ses règles
à l'âge de 14 ans, et avait été sujette à cet
écoulement périodique pendant l'espace de
3 ans, sans qu'elle eût souffert le moindre
retard, ni la moindre interruption dans ce
flux. Il se supprima enfin à la suite de quelques imprudences qu'elle commit. A l'époque où ces mois devaient paraître, elle
éprouvait des pesanteurs de tête et d'estomac, des maux de reins, des lassitudes dans
les jambes; elle avait parfois des hémorra-
gies nasales, et était d'ailleurs affligée, depuis la cessation de ses menstrues, d'une
perte blanche presque continuelle; elle
éprouvait de temps à autre des attaques
d'hystérie, qui s'annonçaient chez cette demoiselle par des crispations nerveuses, des
gonflemens d'estomac, des bâillemens, des
pandiculations, etc. On avait tenté la plupart des moyens que l'art a à sa disposition,
pour la délivrer de cette accablante série de
maux; et elle ne dut son salut et sa guérison
qu'à l'usage alternatif, et quelquefois simul-

tané, des bains de la Malou et de l'eau martiale de Capus qu'elle prit pendant deux années consécutives.

CINQUIÉME OBSERVATION.

Ankilose de l'articulation du bras avec l'épaule droite.

M. *Rossel* de Cessenou, mon parent et mon ami, était atteint, en l'an 8, d'une ankilose imparfaite encore dans l'articulation du bras avec l'épaule droite, qui ne lui permettait que des mouvemens très-bornés; la synovie s'était si fort accumulée et épaissie dans cette cavité glénoïdale, qu'elle avait donné lieu à la luxation du bras en en bas. Son Chirurgien ordinaire, qui ne méconnut pas la maladie, employa divers moyens, tels que frictions, fumigations, linimens, embrocations, etc. avec des médicamens appropriés, mais toujours infructueusement; ce qui engagea M. *Rossel* à aller consulter mon père. J'étais à cette époque dans la maison paternelle; je fus également consulté: il fut délibéré que notre parent, par première intention, irait prendre les bains de la Malou, qu'il s'y ferait doucher, et que nous jugerions ensuite ce qu'il conviendrait de faire, si ces moyens devenaient inutiles. Dix-huit bains

et autant de douches qu'il prit à la Malou,
pendant quinze jours qu'il y resta, eurent
l'effet de rendre le bras malade aussi libre
dans tous ses mouvemens, que si aucun
accident n'en eût jamais gêné les fonctions.

SIXIÉME OBSERVATION.

Écoulement chronique du canal de l'urèthre.

M. *B. C.*.... résidant à Montpellier, âgé
de 24 ans, n'ayant jamais éprouvé de maladie grave, vint me consulter le 17 janvier 1803, à cause d'un écoulement gonor-
rhoïque, dont il était atteint depuis quatre
jours, et qui lui était survenu à la suite d'un
commerce impur.

Il ne me fut pas difficile de reconnaître,
d'après les aveux que me fit le consultant,
et d'après la nature de l'écoulement que
j'avais à traiter chez ce sujet, une blennor-
rhagie syphilitique. Il s'était déjà manifesté
des envies fréquentes d'uriner, et des douleurs assez vives à la fossette naviculaire,
accompagnées parfois d'une légère érection.
En conséquence, je le mis au régime auquel
je soumets, en pareil cas, tous ceux que je
traite, et lui prescrivis pour boisson ordinaire la tisane émulsionnée. Les bains tièdes,
locaux et généraux ne furent point oubliés.

Quelques

Quelques jours se passèrent, sans que les symptômes précités augmentassent sensiblement ; ce ne fut que le 25, dans la nuit, que se déclarèrent des douleurs très-intenses tout le long du canal de l'urèthre, accompagnées d'érections involontaires qui faisaient pousser les hauts cris au malade, et le privaient totalement de son sommeil. Il me fit appeler de très-grand matin, et me pria de lui donner quelque chose pour le soulager. Je lui fis faire une injection dans le canal avec l'huile d'amandes douces, la teinture d'opium, et le muriate de mercure ; ce qui le soulagea beaucoup, et m'engagea à la répéter le lendemain. Je lui prescrivis également pendant plusieurs jours, et pour la même fin, un bol fait avec un grain de camphre, deux grains de nitre et demigrain d'opium ; ce qui me réussit à merveille. A dater de ce jour, je le mis à l'usage de la tisane de douce amère, et de salsepareille avec la gomme arabique, et lui fis prendre, à jours alternatifs, un verre de tisane de feltz, en lui faisant avaler auparavant deux ou trois pilules faites avec l'extrait de douce amère, et de fumeterre, et le mercure doux ; ce qui constitua, à quelques frictions près, tout le traitement. Après quel-

ques jours de leur administration, (des remèdes prescrits plus haut) je ne tardai pas
à apercevoir de l'amendement dans tous les
symptômes ; l'écoulement changea de nature, devint moins abondant : enfin le malade fut beaucoup mieux. Je lui fis continuer les mêmes moyens pendant environ un
mois, après quoi, pour terminer la cure, je
lui fis faire quelques frictions à la partie in-
terne des cuisses , avec l'onguent napolitain.
Tous les accidens cessèrent après l'usage de
ces moyens, si l'on en excepte un écoulement blanc, séreux, et presque transparent ,
qui ne tachait point le linge , et que j'attri-
buai à la faiblesse ou atonie du canal, de
manière que le malade ne voulut y rien faire
du tout, et me remercia des soins que je lui
avais donnés.

Six mois après, ou environ , il vint me
consulter de nouveau, et me rapporta que
son écoulement persistait encore, quoiqu'il
fût de la même nature ; mais comme il était
sur le point de se marier, il était bien aise de
le faire cesser, supposé qu'il ne dût en résulter aucun inconvénient. Je lui conseillai
plusieurs remèdes qui ne réussirent point :
ce qui m'engagea, vu qu'il était atteint d'une
sorte d'exanthême, qui lui occasionait de la

démangeaison, à lui conseiller les bains de la Malou. Il s'y rendit, suivant mon avis, dans le courant du mois de juillet 1803, et je prie ici ceux qui me feront l'honneur de me lire, d'observer qu'une décade de séjour aux eaux thermales, pendant laquelle il prit huit bains, et trois ou quatre injections dans le canal, avec la même eau minérale pendant qu'il était dans le bain, le délivrèrent non-seulement de l'éruption pédiculaire, mais encore de l'écoulement chronique dont il était affecté.

SEPTIÈME OBSERVATION.

Maladie de vessie.

Je fus appelé, dit M. *Masars de Cazéles*, à St.-Gervais, pour le sieur *G....* âgé de 67 ans, d'une constitution forte et pléthorique ; il était attaqué, depuis trois jours, d'une rétention d'urine, à la suite d'un souper où il avait bu des vins fumeux et des liqueurs spiritueuses. On l'avait déjà saigné deux fois au bras, et on lui avait fait prendre plusieurs bains domestiques ; son pouls était dur, plein et fréquent ; le bas-ventre douloureux et tendu, et la respiration gênée, laborieuse ; ce qui m'engagea, continue ce Médecin, à le faire saigner de nouveau. Une heure après, je lui fis donner un lavement émollient. Dès qu'il l'eût rendu, je le fis entrer dans le bain domestique; à peine en fût-il sorti, que je lui fis faire des fomentations émollientes sur l'hypogastre, et vers les dix heures du soir, je lui fis prendre une émulsion froide avec les semences froides majeures, la graine de lin, celle de pavot blanc, l'infusion des fleurs de mauve et de violette, l'huile d'amandes douces, et le syrop d'althæa de *Fernel.*

La nuit fut assez calme, et le malade rendit à plusieurs reprises quelques gouttes d'urine; mais en observant la chose de près, je m'aperçus que ce n'était que par regorgement : ce qui me fit appréhender que tous les remèdes pourraient devenir inutiles sans le secours de la sonde. Je proposai cet expédient au malade; ne pouvant s'y résoudre, il fit appeler un autre Médecin en consultation; sa respiration était pour lors libre, son pouls presque naturel, mais un peu plein, et le bas-ventre, sans être douloureux, était tendu. Il fut délibéré qu'on tenterait la saignée du pied, et qu'on ferait usage des mêmes remèdes qu'on avait employés le jour précédent, avec cette différence seulement qu'au bain d'eau on substituerait celui d'huile; mais le peu de succès de ces remèdes détermina enfin le malade à se laisser sonder. Le Chirurgien, après avoir lutté long-temps contre le sphincter de la vessie, qui était dans un état de spasme et de phlogose, tira, ce jour-là même sur le minuit, à la faveur de l'algalie, environ une pinte et demie d'urine trouble et bourbeuse, et qui exhalait une odeur des plus fortes; vers les six heures du matin, il en tira encore avec la même peine environ deux livres; celle-ci était moins épaisse et d'une odeur moins pénétrante. Une heure après il fut purgé avec la casse, le sel de glauber, la manne, le syrop de fleurs de pêcher, et l'huile d'amandes douces, dans deux verres de petit-lait. Sa boisson ordinaire était une tisane faite avec la racine de chiendent et les feuilles de pariétaire; la médecine fit assez bien : le malade la rendit sans fatigue et sans inquiétude; mais il n'en fut pas mieux. Sur les cinq heures du soir, le bas-ventre qui avait été toute la journée souple et indolent, devint un peu sensible et tendu à la région hypogastrique; ces accidens cédèrent bientôt après qu'on eut tiré, à la faveur de la sonde, qui pénétra pour la première fois avec aisance, deux grands verres d'urine claire et sans mauvaise odeur, qui furent suivis d'une matière épaisse et blanchâtre, qui eût bien de la peine à passer par la sonde, et dont on trouva ensuite la cavité de l'algalie totalement remplie. A l'heure du sommeil, on donna au malade l'émulsion ci-dessus prescrite: on y ajouta quelques gouttes de laudanum liquide; ce qui calma beaucoup le malade.

Mais malgré tous ces remèdes, la maladie ne cessa pas, l'ischurie resta toujours la même, quoique la sonde entrât avec facilité; on n'en pouvait prévenir les suites funestes qu'en employant l'algalie plusieurs fois le jour; on laissait ensuite, dès qu'elle était introduite, la liberté de prendre la posture qu'il s'imaginait lui être la plus favorable; il se tenait ensuite debout, tantôt couché sur le dos, et tantôt sur le côté; mais dans quelque attitude que le malade se trouvât, il était obligé de faire de fortes inspirations, et d'aider, en comprimant lui-même le bas-ventre, à la sortie des urines.

On resta quelques jours sans faire d'autres remèdes, jusqu'à ce qu'enfin, voyant que le malade souffrait beaucoup, on se détermina à lui conseiller des douches sur l'hypogastre, et des injections dans la vessie avec les eaux de Balaruc, mises au point de chaleur convenable; on se hâta donc d'envoyer chercher ces eaux à la source, et en attendant qu'on pourrait se les procurer, M. *Masars de Cazéles* s'imagina que les eaux pures de la Malou, qui étaient à la portée, pourraient remplir toutes les indications que ce Médecin se proposait, et en effet cette tentative, qui fut exécutée dès le lendemain, eut un succès si prompt et si heureux, qu'à la première injection, qui fut faite à six heures du matin, l'eau de la Malou, mêlée avec l'urine, sortit avec facilité, et sans que le malade fût obligé d'y contribuer par aucune manœuvre; à la seconde, qui fut faite à midi, elle charria et fit passer par la sonde une grande quantité de matière glaireuse, délayée; et à la troisième, qui fut faite vers les six heures du soir du même jour, elle ne fut pas plutôt parvenue dans la vessie, que le Chirurgien sentit par des efforts réitérés, l'algalie plusieurs fois repoussée dans la main; ce qui ayant déterminé le Médecin à la faire retirer promptement sans la déboucher, il eut bientôt après la satisfaction de voir sortir naturellement les urines confondues avec l'injection, et mêlées à plusieurs portions de la matière blanche épaisse.

Dans la nuit, le malade urina plusieurs fois sans artifice; les injections furent cependant encore continuées, mais seulement une fois par jour, et jusqu'à ce qu'il n'y eut plus de matière étrangère mêlée avec les urines; ce qui fut l'ouvrage de quatre jours : en sorte qu'on n'eut pas besoin de faire usage des eaux de Balaruc. Lorsqu'on les apporta, le malade urinait avec autant d'aisance qu'il le faisait avant sa maladie.

HUITIÈME OBSERVATION.

Sur le même sujet que la précédente.

Le vingt-sept septembre mil sept cent soixante-trois, M. *Pastourel*, habitant du Pont-Sec, à une heure de chemin de Bédarieux, après un déjeûner médiocre, et après avoir fait une demi-lieue de chemin à pied, s'endormit sur son cheval, d'où il se laissa tomber. Cet homme était âgé de soixante-cinq ans, d'ailleurs bien constitué, et plein encore de force et de vigueur, malgré les fatigues du corps et de l'esprit, et les excès bachiques auxquels il lui était assez familier de se livrer : à peine fut-il à terre, qu'il ne put se servir ni de ses bras, ni de ses jambes pour se relever; on le transporta chez lui, et le Chirurgien qu'on envoya chercher pour le visiter, n'ayant trouvé ni plaie, ni contusion, ni dislocation, se contenta de le saigner deux fois au bras, et de lui faire le jour suivant une troisième saignée. Dès cet instant, le malade exécuta quelques mouvemens de ses jambes, et parvint le jour suivant à les étendre faiblement, et à les plier un peu; mais les douleurs vives qu'il avait ressenties à l'instant de la chute, aux articulations des bras, des cuisses ou des jambes, à l'épine, aux épaules, devenant tous les jours plus insuportables, et les bras n'ayant aucune apparence de recouvrer le mouvement, quoique les doigts n'en fussent pas entièrement privés, on appela l'observateur; celui-ci, après s'être fait rendre un compte exact de l'état du malade, estima qu'il était affecté d'une paralysie presque parfaite au bras, et imparfaite aux extrémités inférieures, et que cette paralysie se trouvait compliquée de douleurs rhumatismales goutteuses ; il conseilla à l'instant une saignée du pied, et fit prendre au malade beaucoup d'eau de poulet; il ne lui permit du bouillon que de loin en loin, recommandant même qu'il ne fût pas trop fort, et il ordonna toutes les vingt-quatre heures deux lavemens rafraîchissans.

Ce traitement, continué pendant plusieurs jours, fut cependant inutile ; on fut obligé de recourir aux narcotiques, et le Médecin parvint par ce moyen à mitiger la force des douleurs, et à procurer au malade des nuits moins agitées.

Pendant ce temps, et malgré les relâches momentanés de la douleur, il survint une fièvre putride ; le Médecin l'attaqua par des purgatifs, qu'il ne pouvait qu'avec peine assortir aux différentes circonstances de la maladie, principalement à la dysenterie qui devenait de plus en plus plus violente et plus fréquente.

Les minoratifs, qui furent employés au commencement, n'opéraient qu'avec une lenteur extrême, et ne produisaient presque aucune évacuation ; ce qui obligea le Médecin de se servir de cathartiques plus actifs, et de tempérer cependant les impressions de feu qu'ils laissaient, par le moyen des tisanes émulsionnées, et l'eau de poulet. L'inefficacité des purgatifs doux, quoique prescrits à dose forte, de même que celle des lavemens laxatifs, des suppositoires et autres stimulans, ne laissaient aucun doute de l'insensibilité du conduit intestinal atta-

qué de quelque commencement de paralysie ; le Médecin appréhenda aussi qu'il
n'en fût de même des autres viscères du
bas-ventre ; il conseilla en conséquence au
malade de faire usage, au lieu de vin et
d'autre tonique, des bouillons de poulet, de
petit-lait, de lait d'ânesse, mêlés à quelques
stomachiques et à quelques céphaliques, et
de continuer les narcotiques, jusqu'à ce que
les nuits fussent plus tranquilles.

Cependant ces remèdes, exécutés avec
scrupule, ne produisirent presque point
d'amendement, ni du côté de l'insomnie,
ni du côté des douleurs ; pendant même
qu'on y insistait le plus, la paralysie des
extrémités inférieures parut se dissiper un
peu, mais le retour de la dysurie n'en fut
ni moins vif, ni moins fréquent, jusqu'à ce
qu'à la suite d'une de ces violentes attaques,
il survint tout à coup une rétention d'urine
complète.

On eut beau tenter, pour la dissiper,
les remèdes les plus convenables, cet accident faisait de plus en plus des progrès ; le
bas-ventre, qui avait toujours été météo-
risé, sans cependant être douloureux, ac-
querrait un volume plus considérable, et
surtout dans l'hypogastre ; les tégumens de

l'abdomen infiltrés de sérosités , étaient déjà œdémateux ; la respiration devenait difficile ; le sommeil, si long-temps désiré, parut revenir ; mais ce sommeil était un assoupissement troublé de songes les plus affreux, mille fois plus pénibles que la veille ; le pouls était lent et intermittent : en un mot, dans l'espace de trois ou quatre jours que cet état dura , les choses étaient parvenues à un tel point, que le malade en serait mort, s'il avait refusé plus long-temps à se laisser sonder. L'algalie entra avec facilité dans la vessie ; mais après l'avoir débouché, il n'en sortit pas pour cela une goutte d'eau ; on ne put même parvenir à vider la vessie, qu'à force de compressions réitérées sur, l'hypogastre et sur les flancs. Une pareille manœuvre à laquelle on se trouvait obligé de recourir, ne permettait pas de douter de la paralysie de la vessie. Ce Médecin crut pour lors qu'on ne pouvait employer un meilleur moyen pour attaquer la maladie , qu'en faisant injecter dans la vessie les eaux tièdes des bains de la Malou ; mais, soit qu'on se méfiât de ce remède, soit qu'il parût trop doux dans un état de relâchement aussi décidé , ou qu'on crût que les eaux de Balaruc pourraient être salutaires dans ce cas , on les proposa : le succès n'en fut rien moins que salutaire. Le malade ne pouvait garder ces eaux, et demandait avec instance qu'on les lui tirât; il en éprouvait encore des impressions très-vives de chaleur et de cuisson dans tout le conduit de l'urèthre, et plus particulièrement au gland. Ce concours d'accidens fut d'abord pris pour un heureux retour du mouvement musculaire et de la sensibilité de la vessie; mais l'accroissement de l'irritation de l'urèthre rendant de jour en jour l'introduction de la sonde moins aisée, et celle-ci ne pouvant se faire à la fin qu'avec beaucoup de peine et effusion de sang, et sans qu'il en résultât le plus léger présage de la sortie des urines, on prit le parti, au bout de huit jours, d'y substituer des injections faites avec la décoction d'orge et de pariétaire; et lorsqu'on eut donné, par ce moyen et par celui des bains de lait, qu'on faisait prendre au gland, quelque calme aux voies urinaires, on injecta, à l'alternative, la décoction ci-dessus, et l'eau pure de Balaruc, ou coupée avec la décoction. Ce second essai n'a pas eu un sort plus heureux que le premier. Le Médecin étant consulté de nouveau, insista encore plus fortement sur l'injection

des eaux de la Malou : elle fut pratiquée
avec tant d'avantage , que le malade la
garda le premier jour avec soulagement ,
tout le temps qu'on voulut. Le lendemain
il se sentit assez de force pour la faire sortir
à travers la sonde avec les urines ; ce qu'il
n'exécuta cependant qu'en partie et à petits
jets , mais sans qu'on lui aidât par aucune
manœuvre. Le troisième jour , il put la rendre, quoique toujours à travers la sonde ,
à fil non interrompu. Le quatrième jour, il
la rendit avec plus de facilité encore ; et la
nuit du quatrième au cinquième jour, quelque
temps après qu'on lui eut retiré la sonde ,
il commença d'uriner naturellement; il y
revint plusieurs fois avant le jour ; et ,
depuis ce temps , il ne fut plus question
d'aucune espèce d'artifice pour le faire uriner.
On observa seulement dans la suite , qu'il
urinait plus souvent que de coutume , et
quelquefois involontairement. Quelque temps
avant de mourir , il sentait presque conti-
nuellement le besoin d'uriner; et avec cela ,
il avait comme une espèce d'incontinence
d'urine : assemblage de phénomènes contra-
dictoires , dont les premiers confirment
l'effet tonique des eaux de la Malou; tandis
qu'on ne pourrait attribuer les derniers

qu'à la disposition générale de la machine, à l'attrait et au relâchement dans lesquels le sphincter de la vessie avait été entraîné.

NEUVIÈME OBSERVATION.

Erysipèle à la cuisse.

Il y a environ trois ans que M. *J. S.* me consulta à cause d'un érysipèle dont il était atteint depuis plusieurs mois, et qui avait fixé son siége sur la cuisse gauche. Je lui conseillai l'usage des bains de la Malou. Le succès fut si complet, que dix bains procurèrent une guérison radicale. J'observerai cependant que je le préparai à ces bains par l'usage d'une tisane dépuratoire, blanchie avec le lait, et par quelques bouillons rafraîchissans.

DIXIÈME OBSERVATION.

Rhumatisme aigu, universel.

M. *Méjan*, professeur de clinique externe à l'école de médecine de Montpellier, fut atteint, il y a environ 28 ans, d'un rhumatisme aigu, universel, à la suite duquel il se trouva perclus de tous ses membres, et plus particulièrement des extrémités inférieures ; cette maladie avait été occasionée par la répercussion de la transpiration, et se maria avec une fièvre gastrique bilieuse, qui céda aux remèdes employés en pareil cas. Dans cet état, il se fit transporter aux bains de la Malou; il en obtint les effets les plus salutaires. Après s'être reposé un jour, il en commença l'usage; au second bain, il ressentit un amendement sensible, puisque le trouble qui existait dans toutes les fonctions, et principalement dans les digestions et le sommeil, cessa peu à peu, de sorte que ses facultés reprirent par degrés leur état naturel.

Au cinquième bain les douleurs disparurent; le système articulaire recouvra ses fonctions, de telle manière que le malade put monter à cheval le sixième jour de son arrivée aux bains. Ce premier succès l'engagea à en continuer l'usage pendant quinze jours. Au bout de ce temps, cet estimable professeur parut parfaitement rétabli. Mais le retour des attaques du rhumatisme le détermina à aller chercher à la Malou un nouveau soulagement. Il ne fut point trompé dans ses espérances; il a cessé d'y aller depuis environ huit ans, et n'a éprouvé depuis aucun symptôme de son mal.

ONZIÈME

ONZIÈME OBSERVATION

Constatant les heureux effets des bains de la Malou, dans le cas de colique néphrétique.

Je consultai, à la Malou, il y a deux ans, une dame de la Salvetat, qui s'était rendue à ces bains à cause d'une colique néphrétique, dont elle était affectée depuis plusieurs années, et qui lui causait les douleurs les plus vives. Les trois premiers bains l'éprouvèrent si fort, qu'elle crut qu'ils lui seraient contraires. Elle voulait en discontinuer l'usage; mais je la rassurai, en la prévenant qu'elle rendrait sous peu du gravier. Elle goûta mes représentations; mon pronostic se vérifia, puisque au sixième bain elle rendit par les urines quantité de petites pierres rouges, qui lui procurèrent un grand soulagement.

Elle repartit très-satisfaite du succès de son voyage.

DOUZIÈME OBSERVATION.

Rétraction du cou sur l'épaule.

Mlle *V....* se rendit à la Malou, par le conseil de M. *Méjan*, à l'effet d'y prendre les bains et les douches, à cause d'une rétraction des muscles du cou, qui avait fait tourner la tête sur l'épaule droite. Cette maladie lui avait été occasionée par la congélation de la partie latérale de la face. Les bains de la Malou opérèrent un bien si sensible que cette intéressante demoiselle, au dixième bain, commença de redresser sa tête et d'exercer des mouvemens de rotation sur le tronc. Un essai si heureux l'engagea à y revenir l'année dernière, et le succès a été presque complet.

Elle se propose d'y revenir, encore cette année, pour en obtenir son entière guérison.

TREIZIÈME OBSERVATION.

Rhumatisme universel.

M. *Lagarde*, officier de santé à Hérépian, fut attaqué, dans l'hiver de mil sept cent quatre-vingt-douze, d'un rhumatisme universel. Les douleurs aiguës qu'il souffrait le déterminèrent à se faire transporter aux bains de la Malou, dans le mois de janvier; il était alors tellement perclus de tous ses membres qu'il fallait lui donner à manger, et l'aider dans tous les mouvemens nécessaires.

Quarante bains que prit à la Malou monsieur *Lagarde*, le guérirent au point de le mettre en état de retourner à pied à Hérépian.

Sa belle-fille, quelques jours après son mariage, fut attaquée d'une maladie de nerfs qui l'empêchait d'user d'aucun de ses membres; ses nerfs s'étaient considérablement racornis. Son beau-père, qui venait d'éprouver l'efficacité des bains de la Malou, pensa qu'ils pourraient être employés avec succès dans cette circonstance, et lui en ordonna l'usage. On l'y transporta sur une charrette; elle ressentait des douleurs si intenses que ses cris attendrissaient tous les témoins de ses souffrances. Ces douleurs cessèrent bientôt par l'usage de bains; comme son père, elle put en peu de temps revenir auprès de son époux radicalement guérie. Mais ayant depuis eu l'imprudence de s'exposer au serein pendant plusieurs soirées, dans une prairie très-humide, où elle s'amusait avec de jeunes personnes, elle fit rechute, et le retour de ses douleurs l'obligea d'aller une seconde fois à la salutaire piscine, dont les eaux lui rendirent encore la santé.

QUATORZIÈME OBSERVATION.

Sciatique, etc.

M. *Hauteserre*, commandant de la succursale des invalides de Louvain, membre de la légion d'honneur, vint en l'an 7 à la Malou, attaqué d'une douleur de sciatique à la cuisse droite, qui lui faisait souffrir un martyre continuel; cette douleur qui se propageait jusqu'à l'extrémité du pied, l'empêchait de s'en servir. Il fut parfaitement guéri par l'usage de plusieurs bains et de quelques douches. Ces eaux bienfaisantes lui procurèrent aussi un grand soulagement sur deux cicatrices formées à la suite de plaies faites par des armes à feu.

QUINZIÈME OBSERVATION.

Rhumatisme goutteux.

M. *Pioch*, prêtre, vicaire à Clermont-l'Hérault, vint en l'an 9 à la Malou, à raison d'un rhumatisme goutteux qui avait donné lieu à une contraction permanente des doigts sur la paume de la main; il était ainsi privé d'en faire usage, et ne pouvait exercer les fonctions de son ministère. Les bains de la Malou opérèrent si bien sur ce malade, que sa guérison fut complète dans le premier séjour qu'il y fit; il n'y est depuis revenu que par précaution, et sans aucun mal présent.

SEIZIÈME OBSERVATION.

*Affection du systéme nerveux et du sys-
téme musculaire.*

M. *M*.... de Béziers, fut attaqué en l'an 8
d'une maladie de nerfs, qui le priva de l'u-
sage de la parole; il bégayait comme un
enfant au berceau; il ne pouvait se servir de
ses mains, ni pour boire, ni pour manger ,
à cause du tremblement continuel dont elles
étaient saisies. S'il voulait tenter de boire seul,
il fallait qu'il avalât avec la plus grande
rapidité , pour éviter que le tremblement
de ses mains ne fît verser le liquide sur lui.
Lorsqu'il voulait se transporter d'un endroit
à un autre, il était obligé de bien prendre
ses mesures ; car, une fois parti, il ne
pouvait plus s'arrêter à volonté. Fallait-il
entrer dans un appartement , s'il ne se
présentait à la porte en ligne droite , il
était forcé d'aller se heurter contre le mur.
Cette maladie singulière disparut par l'effet
des bains de la Malou , qui ont agi si heu-
reusement sur cet individu, qu'il ne lui reste
plus aucune trace de son affection.

DIX-SEPTIÈME OBSERVATION.

Affection rhumatismale.

M. *F*. ... vint à la Malou, il y a environ

3 ans, perclus de tous ses membres. Douze bains donnèrent à ce jeune homme une telle agilité, qu'il fit plusieurs parties de chasse avant son départ.

DIX-HUITIÈME OBSERVATION.

Fluxion sur les yeux.

M. *B*..... ci-devant seigneur de St.-Genieys, a été guéri d'une ophtalmie séreuse, qui affectait les deux yeux, par l'usage des douches de la Malou, dirigées sur la tête, le front et les sourcils, qu'il a prises pendant deux années consécutives.

DIX-NEUVIÈME OBSERVATION.

Douleurs nocturnes.

Un voyageur espagnol avait essuyé plusieurs maladies vénériennes très-compliquées, qui avaient nécessité des traitemens fort longs, et qui avaient porté des impressions fâcheuses sur le système nerveux et le système osseux. Ce malade éprouvait des douleurs très-intenses, qui ne venaient que pendant la nuit, et qui l'empêchaient de prendre le repos nécessaire; il était réduit, comme on le dit vulgairement, *aux abois*. Il se rendit à la Malou par le conseil de M. *Fouquet*, à l'effet d'y prendre les bains, qui opérèrent si bien sur cet individu, qu'il fut radicalement guéri dans le premier séjour qu'il y fit; cependant, voulant suivre ponctuellement le conseil qui lui avait été donné par le savant professeur de Montpellier, il en continua l'usage trois saisons de suite.

VINGTIÈME OBSERVATION.

Suite de couches.

La femme *P*. . . . éprouvâ, à la suite d'une fausse couche, des douleurs lombaires très-aiguës, qui se propagèrent même jusqu'à toutes les extrémités du corps, et donnèrent lieu à la contorsion et au raccourcissement de plusieurs d'entre elles, et plus particulièrement des extrémités inférieures; elle avait maigri considérablement. On avait essayé vainement les secours de notre art bienfaisant; ce qui engagea le jeune Esculape, qui la soignait, à lui conseiller les bains de la Malou. Elle s'y rendit suivant le conseil qui lui en fut donné; et je sais positivement qu'elle noya, dans la source bienfaisante de la Malou, toutes les infirmités qui l'affligeaient, et qu'elle reprit, peu de temps après, son embonpoint ordinaire.

VINGT-UNIÈME OBSERVATION.

Vapeurs histériques.

M.me *R....* était sujette, depuis plusieurs années, à des vapeurs hystériques portées à un assez haut degré, puisqu'elle perdait l'usage de la parole pendant ses attaques qui duraient plusieurs heures. L'usage qu'elle fit des bains de la Malou, pendant quinze jours, lui procurèrent le plus grand soulagement. Elle repartit au bout de ce temps, avec son cher époux, fort contente de son voyage.

VINGT-DEUXIÈME OBSERVATION.

Congélation.

M. *Rouch* fils, de Loupian, a été radicalement guéri d'une congélation à la cuisse droite, qui fut suivie d'une douleur de sciatique très-vive, par l'usage des bains et des douches de la Malou. Il avait contracté cette maladie dans l'étang de Thau, en allant faire la chasse aux canards.

VINGT-TROISIÈME OBSERVATION.

Stérilité.

M.me *J....* mariée depuis plusieurs années, désirait beaucoup avoir des enfans, et quoique son mari s'acquittât fort bien des devoirs conjugaux, il n'avait pu réaliser encore le désir qu'il avait d'être père. J'ignore les causes de la stérilité de cette dame ; mais ce qu'on peut raisonnablement soupçonner, c'est que l'usage qu'elle fit des bains de la Malou dut enlever la cause de stérilité, puisque cette dame accoucha au bout de neuf mois, après son retour des bains, d'un superbe enfant bien constitué.

Je connais grand nombre de femmes vaporeuses, et beaucoup d'hommes hypocondriaques, qui ont reçu un grand soulagement de l'usage des bains de la Malou, ainsi que plusieurs demoiselles nubiles, qui sont devenues réglées par leur usage. J'ai été consulté par plusieurs de ces dernières. J'ai dû en faire suspendre l'usage dans bien des circonstances, de crainte d'une trop forte évacuation menstruelle ; ce qui prouve, d'une manière incontestable, leur vertu emménagogue.

Je pourrais facilement augmenter les observations que je viens de donner ; mais je pense que ce petit nombre suffira pour prouver leur *spécificité* dans les maladies que j'ai indiquées, et pour fixer sur leurs vertus l'attention des Médecins.

Réflexions sur les améliorations à faire aux bains de la Malou.

J'ai fait sentir au commencement de mon ouvrage, que les bains de la Malou étaient susceptibles de quelques améliorations ; je vais indiquer dans ce chapitre, celles que je crois les plus indispensables , et qui peuvent être faites sans occasioner de grands frais. Les avantages qu'en retirerait le public, et le profit qui en reviendrait à messieurs les propriétaires, devraient engager ces derniers à suivre le plan que je vais proposer.

Je souhaiterais que dans le chauffoir qui existe maintenant, on plaçât six cuves ou baignoires, afin que les personnes qui vont prendre les bains, et qui ne sont pas bien aises de se trouver confondues dans la foule, pussent se baigner dans un endroit particulier. Pour remplir le but que j'indique, six baignoires suffiraient ; elles pourraient être placées dans des niches particulières pratiquées dans le chauffoir, qu'on changerait dans l'appartement du baigneur , et la chambre de celui-ci dans celle du n.º 1, sur la galerie. Ce changement serait peu coûteux. Les baignoires pourraient être de fer blanc, de cuivre, ou même de bois ; on y adapterait un robinet qui communiquerait avec l'eau de la source, par un tuyau de plomb; ce robinet devrait être placé à la partie supérieure de la baignoire, au fond de laquelle on pratiquerait une bonde qu'on pourrait lever avec une petite chaîne; cette bonde servirait à évacuer l'eau lorsqu'on aurait pris le bain, et à la renouveler si on s'apercevait d'un changement de température. Il serait dès-lors nécessaire que l'établissement fût pourvu d'un thermomètre et même d'un baromètre pour tenir compte, soit du degré de chaleur des eaux, soit des variations dans l'état de l'atmosphère.

Je ne dis rien de l'aile gauche du bâtiment, parce que messieurs les propriétaires se proposent d'y faire bâtir incessamment. Je ne parlerai pas aussi de la douche pour le bain des femmes, ayant déjà fait pressentir qu'on pourrait l'y ménager avec la plus grande facilité, par le moyen d'un tuyau de communication.

Il serait à propos que le baigneur se pourvût d'un certain nombre de cornets faits de diverses manières, afin de modérer le choc de l'eau, et de la promener avec plus de facilité et moins d'incommodité pour les malades, sur les parties affectées. On pourrait aussi désirer que ces messieurs voulussent bien donner quelque chose de plus aux agrémens extérieurs, en faisant planter quelques arbres, et formant quelques allées qui procurassent de l'ombrage autour du bâtiment; par ces embellissemens, ils exciteraient le zèle des propriétaires voisins, qui se montreraient jaloux de contribuer de leur côté à l'ornement de ces lieux.

Les bains de la Malou, avec les perfections que je viens d'exposer, attireraient un plus grand nombre de personnes. Ce serait un nouveau motif pour porter les Médecins, surtout ceux de Montpellier, à y envoyer leurs malades, de préférence à d'autres bains plus fréquentés, et peut-être moins efficaces.

FIN.

9 782019 630546